DE LA

CHROMIDROSE

CHROMOCRINIE PARTIELLE ET CUTANÉE DE M. LE ROY DE MÉRICOURT

(ESSAI HISTORIQUE)

PAR

Le Docteur Victor FOURÉ

Ancien externe des hôpitaux
Médaille de bronze de l'Assistance publique

PARIS
G. STEINHEIL, ÉDITEUR
2, RUE CASIMIR-DELAVIGNE, 2

1891

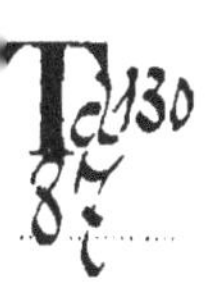

DE LA

CHROMIDROSE

CHROMOCRINIE PARTIELLE ET CUTANÉE

DE M. LE ROY DE MÉRICOURT

IMPRIMERIE LEMALE ET Cie, HAVRE

DE LA

CHROMIDROSE

CHROMOCRINIE PARTIELLE ET CUTANÉE

DE M. LE ROY DE MÉRICOURT

(ESSAI HISTORIQUE)

PAR

Le Docteur Victor FOURÉ

Ancien externe des hôpitaux
Médaille de bronze de l'Assistance publique

PARIS
G. STEINHEIL, ÉDITEUR
2 RUE CASIMIR-DELAVIGNE, 2

1891

En arrivant au terme de nos études, nous avons un devoir à remplir, celui de remercier les maîtres dont nous avons recueilli le précieux enseignement. Notre savant maître M. le Dr Quinquaud nous a continué l'enseignement de l'observation clinique, il nous a initié dans son laboratoire de physiologie de l'hôpital St-Louis, aux belles méthodes de la médecine expérimentale. Nous lui devons pour la direction vraiment scientifique qu'il donnait à nos études une reconnaissance et une affection toute particulières.

Nous avons trouvé auprès de M. le Dr Butte, son chef de laboratoire, les conseils d'un maître dévoué.

Ils nous ont été très utiles, et nous n'oublierons jamais avec quel zèle éclairé, quelle amitié bienveillante, ces conseils nous étaient donnés.

Nous remercions sincèrement M. le professeur Le Dentu, M. le professeur Pinard, MM. les Drs Ch. Terrier, Dujardin-Beaumetz, Talamon, Brault, Nélaton. Ces remerciements sont le témoignage de tout ce que nous devons à leurs savantes leçons.

Nous adressons à M. Pupin sécrétaire de la Faculté de médecine, l'expression de notre respectueux dévouement et de notre affectueuse reconnaissance.

Que M. le professeur Laboulbène reçoive le public hommage de nos remerciements pour le grand honneur qu'il nous fait en acceptant la présidence de notre thèse.

DE LA

CHROMIDROSE

CHROMOCRINIE PARTIELLE ET CUTANÉE, DE M. LE ROY DE MÉRICOURT

(ESSAI HISTORIQUE)

INTRODUCTION

Tout récemment notre maître et ami M. le Dr Butte, chef de laboratoire à l'hôpital St-Louis, appelait notre attention sur les sueurs colorées à l'occasion d'un cas qu'il venait d'observer.

Il s'agissait d'un homme de 42 ans qui s'apercevait depuis quelque temps que la paume de ses mains était le siège de sueurs assez abondantes ayant une coloration rouge très nette. Cette coloration n'apparaissait que le matin et dans le reste de la journée les sueurs étaient incolores.

M. le Dr Butte, appelé auprès du malade, observa la coloration rouge, recueillit quelques gouttes de sueur et nous pria de l'assister dans les recherches physiques, chimiques et bactériologiques qu'il désirait faire pour établir son diagnostic.

L'examen spectroscopique pratiqué d'abord, ne permit pas de déceler la présence dans le spectre des raies caractéristiques de l'hémoglobine ou de ses dérivés ; on n'était donc pas en présence d'un cas d'*hématidrose*.

Des tentatives de culture faites pour essayer de mettre en évidence l'existence dans ces sueurs du micrococcus prodigiosus, dont on connaît les propriétés chromogènes, ne donnèrent non plus aucun résultat.

Nous fîmes à plusieurs reprises, des recherches analogues, toujours avec le même insuccès.

Il y avait environ un mois que cette coloration anormale des sueurs inquiétait le malade, quand un matin, l'attention du Dr Butte fut attirée par hasard sur un magnifique édredon d'un beau rouge et dont la couleur présentait une grande analogie avec celle des sueurs. Il se demanda s'il n'y avait pas là autre chose qu'une simple coïncidence et si l'édredon n'interviendrait pas comme cause dans la coloration du liquide sudoral. Immédiatement, il réclama le remplacement de l'édredon. Dès le lendemain, les sueurs avaient perdu leur caractère anormal et depuis cette époque, on ne les a plus jamais vues rouges. Le tissu qui enveloppait l'édredon déteignait facilement et les mains humides prenaient sa coloration.

On était donc en présence d'une chromidrose artificielle qu'on pourrait appeler simulée, si la bonne foi du malade n'était évidente.

Chargé dans cette circonstance, non seulement d'assister notre maître dans ses études analytiques, mais aussi de rechercher les moyens d'investigation dont on pouvait se servir pour arriver à un diagnostic sûr et précis de la chromidrose, nous fûmes vivement intéressé par la lecture des travaux originaux publiés sur cette affection et l'idée nous vint de faire l'histoire d'une maladie dont la pathogénie a si vivement et à si juste titre, attiré l'attention de savants médecins.

L'existence de cette affection a été longtemps mise en doute ; de 1857 à 1864 on put assister à une véritable lutte, parfois passionnée, qu'eut à soutenir Le Roy de Méricourt. Il établit d'une façon définitive, à titre de phénomène pathologique, la *transsudation de la matière colorante à travers la peau des* différentes régions du corps.

Nous essaierons de rappeler les phases qu'a traversée la chromidrose au point de vue de l'histoire et de la pathogénie. Nous avons rassemblé toutes les observations publiées jusqu'à ce jour sur ce sujet et nous espérons que notre travail pourra rendre des services à tous ceux que cette question intéressera d'une façon spéciale.

DÉFINITIONS

Billard (d'Angers) n'ayant observé qu'un cas de chromidrose dans lequel la substance transsudée était bleue, donna à cette affection le nom de *cyanopathie cutanée*. Après lui, le professeur Law et Michel Dubuc, donnèrent de nouvelles appellations de cette maladie : *blépharo-mélæna* et *blépharo-cyanosie*, impliquant ainsi une localisation aux paupières, ce qui n'est pas exact.

Plus tard, Erasmus Wilson, créa la dénomination de *stearrhœa nigricans*, voulant exprimer ainsi un écoulement de matière grasse noircissante dû à une hypersécrétion des glandes sébacées. Gintrac désigne cette affection sous le nom de *mélastéarrhée*. Enfin, en 1859, Le Roy de Méricourt forme le mot *chromidrose*, voulant désigner ainsi une transsudation de matière colorante. Il proposa aussi le mot *chromocrinie partielle et cutanée*, mais le mot *chromidrose* est resté généralement accepté.

En 1885, M. V. Mibelli décrit un cas de *cyanidrose*, nous n'insisterons pas sur ce que cette dénomination a de défectueux, et nous nous en tiendrons à celle de Le Roy de Méricourt qui est la plus compréhensive et la plus exacte.

ÉTUDE HISTORIQUE

CHAPITRE PREMIER

La première observation vraiment scientifique de chromocrinie réelle paraît avoir été rapportée en 1709, dans les : « Philosophical transactions » par James Yonge. Cependant il est bon de citer les mémoires antérieurs de Borcichius (O.) parus en 1671, de Doleus, de Menzelius, en 1675.

En 1717, Lanzonus publie un article « De sudore colorato ». Il faut aller jusqu'en 1765 pour trouver deux observations très complètes, très détaillées, publiées par Lecat dans le « Traité de la couleur de la peau en général ».

Dans le journal de médecine et de chirurgie de 1775, Gallot publie une nouvelle observation.

Billard (d'Angers), en 1831, décrit un cas de cyanopathie cutanée ou coloration bleue de la peau. causée par une altération de la transpiration.

En 1845, William Teevan relate un cas singulier dans lequel il y avait une sécrétion noire de la peau du front et de la partie supérieure de la face. Cette observation fut présentée à la Société médico-chirurgicale de Londres, par Sir Brodie, qui avait pu examiner la malade avec plusieurs de ses collègues.

Le 5 février 1850, le Dr Bousquet (de St-Chinian), adresse à l'Académie, l'observation d'une malade dont les paupières inférieures et supérieures avaient d'abord pris une teinte bleuâtre. Quelque temps après, la malade ressemblait à une négresse, au dire de l'auteur, qui, après avoir fait des lavages de la face, vit comme poindre des gouttelettes d'une sueur noire.

Le 20 août de la même année, M. Gibert lut son rapport sur ce cas de chromidrose à l'Académie, qui en décida l'insertion dans ses mémoires.

Dans le « Dublin Quarterly Journal » de mai 1855, M. Neligan publie une observation personnelle de chromocrinie chez une jeune fille de 21 ans ; il relate aussi l'histoire d'une malade que M. le professeur Law aurait soignée pour la même affection. Notons que dans ce cas, la malade aurait rejeté par les vomissements une matière colorante, « sans doute de même nature que celle qui avait apparu autour des yeux ».

En 1858, le Dr Banks soigna à l'asile d'aliénés de Richemont, une fille de 23 ans qui présentait une coloration remarquable autour des yeux, principalement à la surface des paupières inférieures et aux ailes du nez. Ces taches devenaient d'une nuance plus foncée à l'époque d'une hémoptysie périodique qui était évidemment une déviation du flux menstruel, la malade ayant depuis plusieurs mois de l'aménorrhée.

Sous le nom de *Stearrhea nigricans*, le Dr Erasmus Wilson décrivit la coloration anormale de la face qu'il constata chez 2 jeunes femmes. Erasmus Wilson attribue cette coloration noire à une hypersécrétion des follicules sébacés.

Le Dr Barensprung, en 1859, dans son traité des maladies de la peau, décrit une *stéarrhée flavescente* et une *stéarrhée noire*, désignant ainsi une hypersécrétion de matière sébacée, colorée en gris ou en noir sous l'action de la poussière et des impuretés de l'atmosphère, on trouve aussi dans ce chapitre trois observations très brièvement exposées.

En 1857, le Dr Le Roy de Méricourt décrivit succinctement pour la première fois cette singulière maladie dans une note « Sur la coloration partielle de la peau en noir ou en bleu chez les femmes ». Il avait pu observer, à Brest, trois cas de chromidrose chez de jeunes femmes qui étaient atteintes de cette affection depuis plusieurs années. A partir de ce moment, l'attention des médecins est attirée sur les phénomènes de transsudation de matière colorée à travers la peau et nous voyons successivement publier des cas décrits d'une façon très précise et très scientifique.

Le Dr Lyons insère dans le « Dublin Quarterly Journal » de 1858, une nouvelle observation.

Le 21 août 1858, Lasègue présente à l'Académie de médecine, un nouveau travail de Le Roy de Méricourt.

Le Dr Maker fils, de Colmar, publie l'observation d'une jeune fille de 19 ans qui présentait une coloration intense surtout aux paupières; de là elle s'étendait au front, aux tempes, au nez, aux joues jusqu'à la commissure des lèvres; cette couleur franchement bleue s'enlevait au moyen d'un linge imbibé d'huile. La région sternale, le creux épigastrique étaient bleuâtres. L'analyse de la matière colorante fut faite d'abord par M. Giorgino, puis par M. Kœberlé.

Dans la Gazette des hôpitaux du 6 novembre 1858, M. le Dr Blaise de Gerpunsart, sous le titre de nouveau cas de chromidrose, rapporte l'histoire d'une jeune fille de 26 ans, atteinte d'une coloration bleuâtre très prononcée des paupières et de la région inférieure du front; cette coloration bleue était d'ordinaire plus intense avant l'époque menstruelle.

Le Dr Kirchberg (de Nantes), publie dans la Gazette des hôpitaux du 12 mars 1859, l'observation d'une jeune fille de 25 ans, chloro-hystérique, qui avait vu d'abord apparaître une coloration bleue au niveau du sourcil gauche; cette coloration apparut ensuite sur le milieu de la joue gauche où le Dr Kirchberg put l'observer. Elle était surtout très apparente au moment des époques et s'enlevait facilement avec un linge qu'elle teintait en bleu : « Les faits, dit M. Kirchberg, ont été constatés d'une manière si nette, j'ai vu tant de fois cette transpiration bleue se produire sous mes yeux et disparaître en colorant le linge blanc avec lequel on frottait la peau, qu'il ne pourrait me rester dans l'esprit aucun soupçon de simulation. » Dans une lettre qu'il adressa le 23 mars 1859 à M. Le Roy de Méricourt, M. Kirchberg raconte toutes les précautions qu'il prit pour s'assurer de la sincérité de la malade : « Après avoir fait disparaître la substance bleue, dit-il, la malade reste sous mes yeux, personne ne l'approche : je lui recommande de ne pas porter les mains au visage bien que leur pureté ait été préalablement constatée. Au bout de quelques minutes, la coloration reparaît aussi intense qu'avant. Vouloir nier l'existence de la maladie après une pareille épreuve serait de la folie ».

Pourtant la chromidrose n'était pas acceptée comme une maladie réelle ayant droit de figurer dans le cadre nosologique.

Le 12 mars 1859, le Dr Duchenne (de Pavilly), publie dans la Gazette des hôpitaux, l'histoire d'une fille de 36 ans qui présentait de la coloration bleue des paupières du front et du milieu des joues ; cette coloration existait depuis 20 ans ; on aurait dit que la malade s'était badigeonné les joues avec une solution d'indigo. Le Dr Duchenne pensa que cette fille tissant du coton bleu avait pu frotter ses paupières avec ses doigts imprégnés de matière colorante ; il parvint en effet à démontrer que dans ce cas la chromidrose était simulée. Pressée de questions, cette fille avoua que depuis 20 ans elle se teignait avec de l'indigo, vivant sans rien faire, exploitant la crédulité publique. Dans un second article, le Dr Duchenne dit qu'il désire insister sur ce point, que son observation ne doit pas servir à mettre en doute les faits relatés précédemment, mais à mettre en garde les observateurs contre des cas de supercherie.

Cette observation cependant devait être souvent présentée à Le Roy de Méricourt, comme une preuve irréfutable de la simulation dans les cas de coloration de la peau à titre de phénomène pathologique. Une incrédulité presque générale allait accueillir désormais les nouvelles observations publiées sur ce sujet.

A l'article Mélastéarrhée, dans son « Cours de pathologie interne », publié à Paris en 1859, Gintrac, directeur de l'école de médecine de Bordeaux, fait l'histoire succincte de cette affection. En donnant cette nouvelle appellation de Mélastéarrhée, M. Gintrac voulait désigner comme Erasmus Wilson la localisation de cette affection dans l'appareil folliculaire avec hypersécrétion de la matière sébacée ; Le Roy de Méricourt d'ailleurs, dans une lettre adressée à cet éminent professeur, exposa que la sécrétion ne venait pas des glandes sébacées et que la matière colorante, insoluble dans l'éther, ne paraissait pas avoir d'excipient gras.

Le 28 décembre 1859, M. le Dr Hardy, lut à la Société médicale des hôpitaux, une observation de chromidrose qu'il avait pu observer à Brest et que M. Le Roy de Méricourt avait déjà signalée. Une jeune fille de 19 ans d'un tempérament lymphatique, un peu eczémateux, ayant une légère acné au visage, avait vu apparaître brusquement une coloration noire de la face cutanée des deux paupières. En passant, un peu fortement, un linge imprégné d'huile, on pouvait enlever l'enduit que l'on retrouvait sur le linge sous la forme d'une tache noire.

La coloration reparaissait rapidement et était de nouveau complète au bout de deux heures. Cette observation fut accueillie d'une façon sceptique ; quelques membres de la Société médicale des hôpitaux, ne voulaient pas reconnaître la chromidrose comme une entité morbide. Parmi les plus redoutables contradicteurs, se trouvait H. Roger qui, dans un numéro du Moniteur des Sciences médicales, affirma que les médecins qui avaient cru s'être trouvés en présence d'une sécrétion colorée, avaient été dupes d'une fraude de femmes hystériques ou tirant un bénéfice de cette simulation, comme dans le cas rapporté par Duchenne (de Pavilly).

Le 18 mai 1860, dans la Gazette hebdomadaire, M. Fonssagrives défendait l'opinion soutenue par M. Hardy.

Dans un numéro de l'Union Médicale du même mois, M. le Dr Fauvel (d'Argentan), fit connaître un cas de coloration des paupières, analogue à celui qui avait été décrit par M. Hardy. M. le Dr Fauvel, vingt ans auparavant, s'était trouvé en présence d'une femme, irrégulièrement réglée, qui, sans symptômes précurseurs, se réveilla un matin avec une coloration noire des paupières. Un linge enduit d'huile d'olive avec lequel, elle essaya plusieurs fois de frotter ses paupières, ne parvint qu'à diminuer l'intensité de la coloration. Un jour qu'elle présentait quelques symptômes de pléthore sanguine, son médecin lui pratiqua une saignée du bras ; pendant que le sang coulait, la coloration noire des paupières disparut complètement, mais pour reparaître au bout de quelques jours. Huit années seulement après l'apparition des premiers symptômes de transsudation de matière colorante à travers la peau, cette maladie cessa brusquement. A ce moment, la malade, qui n'avait jamais présenté d'affection cutanée, vit apparaître à chaque jambe un énorme eczéma rubrum.

A la séance de l'Académie de médecine du 28 mai 1861, M. Gibert lut son rapport sur le dernier mémoire de M. Le Roy de Méricourt. Mais les hésitations qui s'étaient produites à la Société médicale des hôpitaux, les polémiques très vives qui existaient à ce moment sur la question, décidèrent les membres de l'Académie à repousser en partie les conclusions formulées par M. Gibert. Néanmoins on décida d'envoyer une adresse de remerciements à l'auteur du mémoire et on renvoya à la commission des correspondants nationaux, sa demande qui avait pour objet de solliciter le titre de membre correspondant. M. Depaul avait exprimé le désir de voir présenter à l'Académie de médecine un malade atteint de chromidrose, pour que l'on put juger de cette affection *de visu*.

A la séance du 11 juin 1861, M. Ch. Robin lut une note sur un examen microscopique et chimique de matière colorante recueillie sur les paupières de la jeune fille dont M. Hardy avait présenté l'observation à la Société médicale des hôpitaux. M. Ch. Robin concluait en disant qu'il fallait écarter l'idée, que l'on se trouvait en présence d'une substance artificielle. Cette substance, d'après lui avait une grande analogie avec la cyanurine, décrite par Braconnot, dans les urines bleues.

M. Auzias-Turenne, dans la Gazette des hôpitaux du 6 juin, rapporte deux observations, peu concluantes, par suite d'un examen trop peu prolongé. M. Auzias-Turenne soutient l'existence de la chromidrose et essaie d'en donner une explication, admettant l'hypothèse d'un déplacement partiel du pigment de l'œil. Il rapproche la chromidrose du vitiligo, affection dans laquelle la matière colorante abandonne certaines places de la peau pour s'accumuler dans d'autres places. Les paupières pourraient fournir du pigment, comme les aisselles de certaines femmes ont donné du lait à certains moments.

M. A. Turenne pense qu'il serait bon de faire l'examen ophtalmoscopique des personnes atteintes de chromidrose.

Quelques jours après, dans son numéro du 14 juin, la Gazette hebdomadaire rapportait les deux premiers cas de chromidrose observés chez l'homme.

1° M. Veillard, médecin à Verres, racontait s'être trouvé en présence d'un homme de 47 ans, qui de temps en temps, voyait paraître une tache bleu verdâtre sur la face dorsale de sa main gauche, dans le premier espace intermétacarpien ; les dimensions de cette tache étaient très variables, quelquefois, seulement de la grandeur d'une pièce de 1 à 2 francs, quelquefois au contraire, cette coloration occupait un espace beaucoup plus grand, s'étendant d'un côté jusqu'au milieu du dos de la main, de l'autre, contournant le métacarpien du pouce, elle s'étendait sur l'éminence thénar, en haut jusqu'au poignet, où elle tachait la chemise en bleu, en bas jusqu'aux articulations métacarpo-phalangiennes. Cette coloration ne s'observait que par intermittences, et ne durait jamais plus de 24 heures. M. Veillard rapportait un fait sur lequel il est bon d'insister. Le malade, paraît-il, aurait eu une parente ayant sur le visage, aux environs de l'un des deux yeux, une tache qui par sa couleur et sa marche, présentaient le même aspect.

2° M. Duval, chirurgien de la marine, rapporte l'histoire d'un capitaine de frégate, âgé de 48 ans, qui était atteint d'une coloration noire des paupières. En frottant la partie colorée, le linge servant à cette opération était taché d'une matière noire, ressemblant à une fine poussière de charbon. En examinant cette matière noire au microscope, M. Duval, crut y trouver les caractères d'un organisme rappelant l'oïdium.

Ainsi qu'on le voit, les observations de chromidrose s'accumulaient et M. Le Roy de Méricourt pensait que les résistances de ses contradicteurs allaient bientôt disparaître. M. Veillard avait lu le 12 juin l'observation relatée plus haut devant la Société médicale des hôpitaux. Cette observation avait été accueillie avec autant d'incrédulité que les précédentes. M. H. Roger proposa et obtint la nomination d'une commission qui devait observer par elle-même des cas de chromidrose. On proposa à M. Le Roy de Méricourt, de faire venir à Paris une des malades qu'il traitait en ce moment à Brest. Malheureusement il n'avait alors qu'une malade qui pouvait accepter un déplacement à Paris. Cette malade présentait de longues intermittences entre la disparition et la réapparition des phénomènes de transsudation de matière colorée à travers la peau. Dans une lettre adressée à M. le Dr H. Roger, M. Le Roy de Méricourt lui fit connaître ses hésitations sur l'envoi de cette malade à Paris ; il pensait que le changement brusque de localité, de conditions hygiéniques pourrait peut être modifier la marche de la maladie ; il demandait si la commission ne pourrait pas venir examiner sur place des malades qui présentaient des phénomènes de chromidrose extrêmement nets. Le 25 juin, le mari de la malade exprima au D[r] Le Roy de Méricourt, le désir d'avoir l'opinion de la Société médicale des hôpitaux sur une maladie qui avait déjà causé tant de tourments à sa femme. Quelques jours après, les membres de la commission purent examiner la malade. Après avoir enlevé les taches noires, ils restèrent plusieurs heures à attendre la réapparition de ces taches ; malheureusement la coloration ne se manifesta pas, et la malade quitta Paris sans que la sécrétion se produisît.

La commission après avoir siégé pendant trois séances, n'hésita pas, par l'organe de son rapporteur, M. Béhier, à déclarer que l'expérience n'avait donné qu'un résultat négatif. Ce rapport conclut en ces termes : « Ainsi, Messieurs, rien ne reste qui puisse laisser le moindre doute « sur la question que vous nous avez chargé d'étudier, et nous pouvons, « je crois, vous affirmer que le résultat de notre enquête a été négatif. « Si maintenant tous les exemples de chromidrose répondent à celui « qui nous avait été envoyé comme type, on peut dire, à ce qu'il « semble, que la réalité de l'existence de cette maladie n'est certaine- « ment pas encore bien établie ».

La commission déclarait s'être trouvée en présence d'une femme qui s'était teint les paupières avec un mélange de cold-cream et de noir de fumée. A la même séance de la Société médicale des hôpitaux, M. Dechambre lut une note dans laquelle il exposait le moyen de produire, avec des substances chimiques, des phénomènes de chromidrose.

M. Hardy, au cours de la discussion, exprima ses regrets de ne pas avoir fait partie de la commission et de ne pas avoir assisté à ses séances; seul de la Société, il avait pu examiner une malade de M. Le Roy de Méricourt, et il aurait pu voir s'il y avait analogie entre les phénomènes du cas actuel et ceux qu'il avait déjà observés. Il ne nie pas qu'en présence de l'examen approfondi auquel se sont livrés les membres de la commission on ne puisse soutenir qu'on ait eu affaire à un cas de chromocrinie vraie, mais la Société ne doit pas se prononcer. « Devant les faits, dit M. Hardy, qu'elle ne connaît qu'imparfaitement, elle ne *doit pas avoir l'air d'avoir un parti pris*, et de formuler une opinion qu'elle sera probablement obligée de modifier plus tard. »

M. Hardy rappelle les *observations vraiment scientifiques publiées* en Irlande et en France sur lesquelles on ne peut avoir aucun doute; les auteurs de ces observations ayant pris les précautions nécessaires pour empêcher toute simulation de la part des malades. Il cite les observations remplies de détails si minutieux publiées par M. Maker (de Colmar) et par M. Kirchberg (de Nantes). Il rappelle que la malade de M. Maker a été présentée à la Société des médecins du Haut-Rhin, que les membres de cette Société, M. le professeur Stœber (de Strasbourg) et les médecins de Colmar ont pu l'examiner et se convaincre qu'ils étaient en présence d'un cas de chromidrose véritable. Malgré les efforts de M. Hardy pour faire modifier ce que ces conclusions avaient d'absolu, la Société médicale des hôpitaux adopta par la presque unanimité des membres présents, les conclusions du rapport déposé par M. Béhier au nom de la commission.

On pouvait croire que la chromidrose avait reçu son dernier coup et que jamais cette question ne serait plus soulevée, mais on comptait sans la ténacité et la certitude scientifique de M. Le Roy de Méricourt. A partir de ce moment, il allait patiemment réunir des matériaux qui devaient lui servir à publier un long travail qu'il se proposait de faire paraître sur cette question. D'ailleurs il avait trouvé des défenseurs de sa thèse en la personne de MM. Rochard, le baron Larrey, Hardy, Lasègue et Ch. Robin.

Après la publication du rapport de M. Béhier, M. le baron Larrey se rendit à Brest et demanda à M. Le Roy de Méricourt, la faculté de pouvoir observer une des malades dont il lui avait parlé. M. Le Roy de Méricourt s'empressa d'acquiescer à sa demande : il fit venir la malade précédemment examinée par M. Hardy ; on lava consciencieusement les paupières atteintes de coloration, M. le Dr Rochard appliqua un bandeau sur lequel fut apposé un scellé et le lendemain, en présence de MM. le baron Larrey et Rochard, M. Le Roy de Méricourt enleva le bandeau. On pouvait constater la réapparition de la teinte bleue précédemment enlevée. Rentré à Paris, M. le baron Larrey rapporta ce fait à la séance de l'Académie de médecine du 13 août ; il déclara hautement que pour lui cette expérience était concluante et qu'il était convaincu de la réalité de la chromidrose.

Le 26 août 1861, M. Dubuc soutient devant la Faculté de médecine de Paris, une thèse sur : La chromocrinie partielle de la peau. Dans cette thèse, M. Dubuc relate quelques-unes des observations citées précédemment ; il cite les analyses chimiques et microscopiques de la substance colorante de la chromocrinie faites par Ch. Robin d'une part, et d'autre part par M. Rees. L'auteur de cette thèse, sans se prononcer d'ailleurs d'une façon catégorique, penche vers l'opinion favorable à la chromidrose, opinion tendant à donner à cette affection une place spéciale dans le cadre nosologique.

Dans la séance du 28 août, E. Gubler, communique à la Société médicale des hôpitaux, une lettre de M. le Dr Spring, professeur à l'Université de Liège. Dans cette lettre, M. Spring, non sans une pointe d'ironie, racontait qu'il s'était trouvé en présence du plus magnifique exemple de chromidrose.

« La coloration se présentait aux pommettes et s'étendait de là à la « paupière inférieure ; rarement la paupière supérieure était « atteinte en même temps...... La matière noire put s'enlever à l'aide « d'un linge sec ; mais en moins d'un quart d'heure, elle reparut « d'abord comme une teinte grisâtre, puis devint de plus en plus « foncée ». Un médecin du pays, physiologiste distingué, avait conclu à une analogie avec les cas présentés par M. Gibert, à l'Académie de médecine. M. le Dr Spring continue : « J'eus soin d'abord d'enlever le plus que je pus de cette matière noire pour en reconnaître la nature. Les essais auxquels je me livrai, me donnèrent la conviction que c'était une matière minérale, du graphite, à ce qu'il me semblait ». M. Spring devint alors incrédule, et contrairement à ses collègues, pensa que le malade se teignait le visage avec de la mine de plomb. Après trois expériences, au cours desquelles la matière colorante soigneusement enlevée, réapparaissait au bout d'un temps plus ou moins long, M. Spring croyant toujours se trouver en face d'un cas de supercherie, proposa à ses collègues d'appliquer une couche de collodion sur la figure préalablement nettoyée. Le lendemain, la matière colorante était au-dessus et non au-dessous de la couche de collodion. On était donc en présence d'un cas de chromidrose simulée.

Entre temps, M. Le Roy de Méricourt avait revu la malade, qui avait été présentée à la commisssion de la Société médicale des hôpitaux, et qui avait été pour sa thèse, la cause d'une si fatale issue. Cette femme, à la suite d'une vive émotion (son enfant malade avait failli mourir) présenta de nouveau et presque subitement des symptômes de coloration des paupières. Il recueillit un peu de la matière sécrétée et complétant ses premières observations sur cette malade, il publia à la suite de son travail une note de M. Robin, qui faisait ressortir d'une façon très précise, les différences chimiques de la matière colorante sécrétée et des fards et cosmétiques dont les femmes se servaient ordinairement pour se colorer le bord libre des paupières. A la suite de cette note, M. Le Roy de Méricourt concluait en disant qu'il attendrait désormais patiemment que le temps et l'équité de ses adversaires vinssent consacrer authentiquement ce qui était devenu pour lui une conviction profonde.

Quelque temps après, au mois de décembre 1862, M. Le Roy de Méricourt recevait une communication de M. Godefroy, chirurgien militaire, qui, pendant l'expédition du Mexique, avait pu observer un jeune lieutenant de vaisseau âgé de 32 ans, qui présentait de la chromidrose. Depuis 7 années, il avait vu apparaître à des intervalles irréguliers une coloration noirâtre des paupières inférieures. Cette coloration, qui était très accusée au moment où la température était très élevée, disparaissait presque complètement pendant les temps froids. C'est ainsi que pendant l'hiver de 1859, le malade se crut complètement débarrassé d'une affection qui le gênait énormément. Mais au Mexique, quelques mois après, sous l'influence de chaleurs torrides, les paupières prirent de nouveau une belle teinte noire, M. Godefroy examina le malade à ce moment et il pût aisément constater que le linge qui servait aux lavages des paupières se colorait nettement en noir. que de plus, la coloration ne tardait pas à reparaître, la réalité de l'exsudation de la matière colorante fut constatée par un grand nombre de médecins militaires qui voulurent examiner ce malade.

M. le Dr de Rochas, dans une communication du 8 décembre 1862, rapportait l'histoire d'un lieutenant de vaisseau blessé en Crimée et au Mexique, qui présentait chaque jour aux paupières inférieures des phénomènes de transsudation de matière colorante noire. la paupière supérieure elle-même n'était pas absolument nette. On pouvait assez difficilement enlever cette couche noire avec une friction à l'aide d'un linge blanc, car la matière colorante était très adhérente à la peau. « J'ai remarqué, dit M. de Rochas, que les paupières se couvraient de gouttelettes de sueur alors qu'il n'en paraissait pas sur le reste du visage. En regardant de très près les portions de la peau anormalement colorée, sans même se servir d'une loupe, on voit que cette couche qui paraît, à distance, continue et uniformément étendue, ne l'est pas en réalité. Ce n'est que le rapprochement extrême des matières colorantes qui produit cet aspect ».

Le 1er septembre 1861. M. Le Roy de Méricourt avait pu prendre lui-même l'observation d'une fille de 21 ans, domestique à Brest, qui présentait une sécrétion colorée des paupières très énergique. Elle s'étendait aux paupières supérieures, et au bout de trois quarts d'heure les taches parfaitement nettoyées avec de l'huile reparaissaient plus intenses. Le 1er septembre, M. Le Roy de Méricourt examine la malade, constate qu'il est en présence d'un nouveau cas de chromidrose. les taches ne présentent rien de particulier par leur disposition et leur coloration ; il peut facilement recueillir de la matière colorante, qui est examinée au microscope et dont M. Ch. Robin conserva avec soin plusieurs préparations bien propres à apporter enfin la conviction chez les plus incrédules.

Le 10 décembre 1862, M. le Dr Constantin James, publiait dans le « Monde Thermal » un cas de chromidrose qu'il avait pu examiner par l'intermédiaire de M. Magnin, inspecteur à Bourbonne. M. Constantin James examina d'autant plus volontiers la malade, que jusqu'alors il croyait, lui aussi, que cette prétendue coloration des sueurs n'était que de la supercherie. Un an environ auparavant, cette jeune fille âgée alors de 16 ans, se trouvant aux vignes, pour les vendanges, présenta brusquement une coloration intense des paupières en bleu. Depuis, cette coloration avait persisté avec recrudescence d'intensité au moment des règles. Cette jeune fille envoyée à Paris et soumise à l'examen de médecins, s'occupant spécialement des maladies de la peau, fut convaincue de simulation de chromidrose, au moyen d'une application de teinture habilement préparée. M. Magnin, néanmoins, se refusa d'accepter cette opinion, soumit la malade à un examen très minutieux et institua des expériences qui ne tardèrent pas à lui prouver qu'il avait réellement affaire à un véritable cas de chromidrose. Plusieurs soirs de suite, après avoir enlevé l'enduit des paupières, il couvrit le visage de la malade d'un voile de gaze blanche dont il ramenait les deux bouts vers la nuque, puis les liait et les scellait avec soin. Il retrouva toujours le lendemain l'appareil intact et la couche bleue reproduite intégralement.

M. le Dr Cabasse, dans la « Gazette médicale » du 25 janvier 1863, complète les renseignements donnés sur cette malade. Il raconte tout au long le séjour de la malade à Paris : un seul des médecins qui avaient pu voir cette malade, M. le Dr Hardy, émit l'opinion qu'on était en présence d'un cas de chromidrose, la sécrétion de matière colorante, était alors très abondante, l'emploi des réactifs, sur les matières colorées, enlevées par lavage, donna un précipité tel, que M. le Dr Lutz, pharmacien en chef de l'hôpital St-Louis, déclara que la quantité de fer déposé sur la face était plus grande que celle de la masse entière du sang. La jeune fille se soumit alors non sans quelques difficultés à une reclusion et à une surveillance incessante de 24 heures, on enleva avec soin l'enduit qui recouvrait les paupières et cette fois la coloration ne reparut pas.

M. le Dr Hardy et M. Magnin, bien que connaissant les antécédents de la malade crurent qu'ils étaient en présence d'un cas de simulation. Pourtant M. Magnin, n'avait pas eu sa confiance entièrement détruite et c'est alors qu'instituant les expériences dont nous avons parlé plus haut, il put se convaincre que sa malade était atteinte de chromidrose vraie. M. Magnin adressa à quelque temps de là des échantillons de matière colorante, recueillis sur cette malade, à M. le Dr Robin qui les examina au microscope. Cette matière colorante présentait les caractères constamment observés, paraissait constituée par des corpuscules de dimensions variables, ayant une apparence lamelleuse.

CHAPITRE II

Toutes ces observations étaient dispersées dans la science. c'est à M. Le Roy de Méricourt, que nous devons le mérite incontestable de les avoir rassemblées dans son mémoire qui parut en 1863, dans les « Annales d'oculistique. Sous le titre de « Mémoire sur la chromidrose ou chromocrinie cutanée », nous voyons pour la première fois traiter d'une façon magistrale cette affection qui avait tant divisé de savants maitres. En tête de son travail, M. Le Roy de Méricourt avait placé comme épigraphe ces mots d'Arago :

« Le doute est une preuve de modestie et il a rarement nui au progrès des sciences. On n'en pourrait pas dire autant de l'incrédulité. Celui qui, en dehors des mathématiques pures prononce le mot impossible, manque de prudence. La réserve est surtout un devoir quand il s'agit de l'organisation animale ».

Et pourtant, combien de fois ne lui avait-on pas répété ce mot impossible, alors qu'il présentait des observations qu'il croyait, lui, si probantes. Au moment où il croyait vaincues définitivement les hésitations de ses contradicteurs, se présentait brusquement une expérience défavorable et il entendait de nouveau ce mot « impossible ».

Dans le rapport publié dans le bulletin de la Société médicale des hôpitaux de 1861. au moment où les affirmations de M. Le Roy de Méricourt paraissaient être si irrévocablement condamnées, M. Hardy n'hésite pas à dire que « si les considérations morales pouvaient avoir quelque poids dans une discussion scientifique, il voudrait ajouter qu'il craint que la Société ne soit sur le point de commettre sans le vouloir, *une mauvaise action*, en déversant le ridicule ou la défaveur sur un médecin honorable et distingué.... »

Malgré cela, la voix de M. Hardy ne fut pas entendue, et patiemment, laborieusement, M. Le Roy de Méricourt se mit à l'œuvre pour convaincre ses contradicteurs par des arguments loyaux, tous tirés du domaine de la science.

Dans son mémoire, M. Le Dr Le Roy de Méricourt publie un essai historique sur la chromidrose, puis viennent ensuite, publiées *in extenso*, 28 observations, dont 22 recueillies par différents médecins, depuis James Yonge, nous en avons donné précédemment une analyse succincte.

Dans ce mémoire, sont rapportées également les observations de chromocrinie simulée de M. le Dr Duchenne (de Pavilly) et M. le professeur Spring.

Dans un autre chapitre, l'auteur donne une description analytique de cette affection. « La chromidrose ou chromocrinie cutanée est une sécrétion anormale par les orifices cutanés d'une matière colorante d'un bleu foncé, ayant des caractères microscopiques propres. »

Nous verrons par la suite ce que cette définition a de défectueux. La sécrétion de matière colorante n'est pas nécessairement bleu foncé, on a pu observer des cas de chromocrinie verte, jaune, rosée. M. Le Roy de Méricourt, lui-même, présenta en 1884, à l'Académie de médecine, un malade atteint de transsudation de matière colorante rose.

Au point de vue de la fréquence, il est impossible de se prononcer d'une façon catégorique ; l'attention des médecins n'ayant pas été attirée d'une façon scientifique sur cette affection.

La chromidrose apparaît quelquefois d'une façon brusque, inattendue, sans prodromes ; d'autres fois au contraire, ainsi qu'on a pu en juger dans certaines observations, la coloration anormale apparait à la suite d'une violente émotion et souvent chez les femmes au moment d'un trouble de la menstruation, soit qu'il existe de l'aménorrhée, soit que, au contraire, les règles disparues depuis un certain temps, réapparaissent brusquement. Les paupières sont certainement la partie la plus souvent atteinte. Mais d'autres régions, le front, les joues, les ailes du nez, la poitrine, etc .. ont été également affectées.

Avec l'apparition de la coloration anormale sont survenues également dans certains cas, des phénomènes généraux graves. La malade de M. Billard, d'Angers, présentait des troubles graves dans l'appareil circulatoire, et à un moment donné avait eu de l'hémoptysie.

La malade de M. Teevan avait eu des vomissements, d'un liquide contenant de grandes quantités de matière noire. Cette matière, examinée par le Dr Rees, présentait des caractères identiques à ceux offerts par les échantillons de la substance colorante provenant de la *figure* de la malade.

Dans les deux observations publiées dans le « Dublin Quarterly Journal » de mai 1855, on trouve qu'une des malades avait, à la période menstruelle, des vomissements noirs; l'autre, rejetait également une matière colorante par les vomissements, mais M. Law se contente de dire qu'elle était sans doute de même nature que celle observée à la face, l'examen chimique n'ayant pas été fait. Plusieurs autres malades ont présenté aussi de l'hémoptysie, des déjections de matière colorante ; des douleurs de tête très intenses, enfin dans deux des observations recueillies à Brest, les malades présentaient un refroidissement remarquable des extrémités.

Au point de vue de la coloration, M. Le Roy de Méricourt pense que la teinte n'est franchement noire que lorsqu'il y a sécrétion abondante. La couleur serait au début de son apparition bleu indigo ainsi qu'avait pu le constater M. le Dr Bousquet qui voyait sourdre des gouttelettes colorées au fur et à mesure qu'il les enlevait. Peut-être le changement de coloration de bleu indigo en noir serait-il dû à l'influence de l'air, par suite des mouvements des paupières ; on a vu que l'accumulation des corpuscules colorés se faisait souvent vers l'angle interne de l'œil, près du bord ciliaire. Ailleurs, ces corpuscules se placent dans les plis de flexion des téguments.

La seule substance capable de nettoyer parfaitement la peau, serait l'huile. l'eau et la glycérine, ne donnant que des résultats absolument imparfaits.

M. Le Roy de Méricourt, attire l'attention des observateurs sur la douleur qu'ont éprouvée certains malades au moment où on essayait d'enlever la matière colorante. On peut s'en assurer par la lecture de la relation du cas décrit par M. William Teevan. Le Dr Néligan rapporte que la malade qu'il avait examinée avait la surface de la peau d'une sensibilité si grande, qu'elle ne pouvait supporter sur cette partie, la plus délicate pression du doigt. Le Dr Néligan ne fit aucune tentative pour enlever la teinte par le lavage. « Quand il en parla à la jeune fille, elle dit positivement que rien ne la déciderait à s'y soumettre : elle avait trop souffert quand elle avait essayé de le faire elle-même. »

La matière colorante une fois enlevée à l'aide du procédé indiqué plus haut, reparaît d'elle-même, au bout d'un temps plus ou moins long. Mais surtout sous l'influence de causes capables de congestionner le visage et qui paraissent avoir une influence accélératrice sur la rapidité de la sécrétion.

La matière colorante qui tache en noir les linges qui ont servi à l'enlever a une grande puissance colorante. M. Teevan dit que dans le cas qu'il rapporte, la quantité de matière enlevée de la peau fut suffisante pour noircir 4 cuvettes d'eau d'une teinte aussi foncée que celle de l'encre de Chine. D'ailleurs, tous les observateurs ont insisté sur ce fait du pouvoir colorant très intense que présentait la matière sécrétée.

L'examen microscopique et chimique des substances colorantes, pouvant servir à simuler la chromocrinie, a été fait par M. Ch. Robin. Il passe en revue les différentes substances colorant en noir : le charbon porphyrisé, la poudre de chasse, le koheuil ou pyrrhomée et noir de fumée, poussière de talc mélangée à du noir de fumée, le réseau d'azur. Toutes ces matières ont des caractères propres qui ne rappellent en rien ceux de la matière colorante recueillie chez les malades atteints de chromidrose.

Étendue de glycérine, et examinée au microscope, la matière colorante paraît constituée par des corpuscules de dimensions variables, mais ayant toujours l'apparence lamelleuse et ressemblant à des fragments brisés de gélatine desséchée.

Dans une note publiée par M. le Dr Ordenez, cet auteur confirme les examens de M. Ch. Robin. La matière colorante examinée au point de vue chimique parait être composée surtout de fer et de carbone ; le fer fut révélé par la réaction du cyanure de potassium. La matière colorante soluble dans les acides était surtout soluble dans l'acide sulfurique qui lui communiquait une coloration bistre foncé. L'expérimentateur avait au préalable fait dissoudre les matières grasses dans de l'alcool rectifié. Plusieurs chimistes distingués avaient déjà examiné la substance chromidrotique.

M. Cadot examina la substance colorante bleue recueillie à la surface de la peau de la jeune fille observée en 1831, par le Dr Billard (d'Angers) ; il s'attacha surtout à démontrer que cette substance n'avait pas les propriétés de la cyanourine que M. Braconnot a trouvée dans les urines bleues ; en effet, « la cyanourine s'unit aux acides comme le font les alcalis faibles, et forme des combinaisons qui, au minimum d'acide, sont brunes, et d'un rouge carmin magnifique. lorsqu'elles en contiennent une plus grande quantité ». M. Braconnot n'a rien trouvé de semblable dans ses expériences personnelles.

M. Rees fit l'examen chimique et microscopique de la matière colorante, recueillie sur la peau de la jeune fille, observée par le Dr Teevan, ainsi que de celle qui se trouvait dans les vomissements; il conclut après son analyse que le charbon est certainement la base de la matière colorante qui présente toutes les réactions d'une substance animale.

M. Giorgino, pharmacien, à Colmar, analysa au point de vue chimique et microscopique la substance colorante bleue recueillie à la surface de la peau de la jeune fille, observée par M. Macker fils. Voici les résultats qu'il obtint : sulfo-cyanure de potasse : coloration rose ; cyanure jaune de potasse : coloration bleu de Prusse ; nitrate d'argent : précipité blanc insoluble dans l'acide nitrique ; ammoniaque : léger trouble ; M. Giorgino conclut que la matière contient du fer et probablement du chlorure de sodium. A l'examen microscopique on trouvait « des cellules épithéliales mélangées à des globules de graisse incolores généralement plissées et ratatinées avec des traces de noyau ; les unes complètement incolores ou jaunâtres tandis que d'autres étaient bleuâtres ou d'une coloration bleu foncé. La substance colorante était tantôt répartie dans toute la cellule épidermique, tantôt irrégulièrement accumulée dans l'intérieur, mais non sous la forme de granulations distinctes, comme le pigment; quelques cellules paraissaient vertes ou verdâtres.

Le 11 juin 1861, M. le Dr Ch. Robin, lut à la séance de l'Académie de médecine, une note sur la matière colorante de la chromidrose. M. Le Roy de Méricourt voulait établir d'une façon incontestable la réalité des faits qu'il avait vus être si vivement suspectés. Il recueillit avec le plus grand soin de la matière colorante sur un de ses malades et il l'adressa à M. Ch. Robin : celui-ci après une analyse très sérieuse des trois échantillons qu'il avait reçus de matière colorante en suspension dans la glycérine, crut devoir donner les résultats suivants : Le corps colorant examiné au microscope décelait la présence de corpuscules lamelleux polygonaux et réguliers à angles nets comme de minces fragments de verre ou de vernis écaillé. Leur couleurs, suivant l'épaisseur, avait une teinte allant du bleu indigo au violet ardoisé, brunâtre. Ces corpuscules lamelleux étaient de la plus grande homogénéité, dans toute leur épaisseur, et par cela, éloignaient l'idée de la présence d'une matière colorante artificielle dans cette substance. En présence des acides, cette substance colorante s'est dissoute; la dissolution a été plus rapide surtout par l'action de l'acide chlorhydrique et de l'acide sulfurique.

Pour M. Ch. Robin, la matière colorante de la chromidrose peut être rapprochée de la cyanourine de Braconnot. Il n'y a aucune similitude entre cette substance et la mélanine, pigment de l'œil formé de petits granules solides, large de un à deux millièmes de millimètres environ et que ne dissolvent pas les acides. L'éther et le sulfure de carbone ont laissé la matière colorante des chromidrotiques absolument intacte; cela renverse donc l'hypothèse de quelques auteurs anglais, hypothèse d'après laquelle cette matière colorante serait graisseuse et sécrétée par les glandes sébacées des paupières. La note de M. Ch. Robin se termine ainsi : « La production pathologique de ce principe colorant ne saurait donc être contestée et sa formation par les glandes de la sueur n'est sous aucun rapport, plus étonnante que celle de la cyanourine ».

Ce qu'il importe pour le moment, c'est de savoir qu'il y a là un principe colorant dont les caractères essentiels peuvent être constatés en procédant comme on le fait pour tous les corps analogues.

Quant au mécanisme intime et aux conditions essentielles de sa formation, il serait prématuré de les rechercher, fût-ce par expérience et, à plus forte raison, par hypothèse, tant que nous ne connaîtrons pas au moins les particularités correspondantes, relatives à la production de la biliverdine dans le foie, et d'autres matières colorantes normales encore.... »

Au point de vue de la marche de la maladie, M. Le Roy de Méricourt par les observations recueillies dans son mémoire, montre que la chromidrose a toujours commencé par les paupières inférieures, de là, elle s'est étendue plus ou moins. La teinte, d'abord peu accentuée, devient de plus en plus sombre, et passe du bleu indigo au noir très foncé; lorsque l'affection est en voie de régression, la teinte pâlit de plus en plus. la tache diminue de largeur, pour disparaître complètement sans laisser de trace apparente.

Il est impossible d'assigner une limite à la durée de cette affection. Les intervalles qui existent entre la disparition et la réapparition des taches peuvent être quelquefois très considérables, témoin le cas de la malade, présentée à la Société médicale des hôpitaux, et qui n'eut une nouvelle poussée de chromidrose que quelques mois après. D'autres fois, au contraire, les phénomenes de disparition et de réapparition de chromidrose sont très rapprochés. L'approche de la cessation des règles paraît avoir une influence assez notable sur la marche de la maladie.

La durée de la sécrétion de matière colorante est très variable et paraît être assez longue. M. Le Roy de Méricourt cite par exemple le cas de deux dames de Brest, chez lesquelles pendant dix années, exista la teinte noire sans interruption. Il ne faut pas attacher au point de vue du pronostic une importance capitale au rétablissement de la menstruation après une longue aménorrhée. Le retour à la santé, après une maladie générale n'a pas toujours été en rapport avec la cessation des phénomènes de chromidrose.

Le diagnostic de cette affection serait facile si le praticien n'avait pas à se tenir en garde contre la simulation. Lorsqu'on verra se reproduire sur une surface des téguments une matière colorante enlevée par le grattage ou au moyen d'un linge enduit d'une matière grasse, on pourra presque affirmer que l'on est en présence de phénomènes de chromidrose. Mais la difficulté réelle du diagnostic est dans la différenciation qu'on aura à établir entre la vraie chromidrose et les teintes obtenues par l'application de fards ou de cosmétiques colorants. Dans ce dernier cas, on trouvera toujours les cils et les poils follets agglutinés et nettement colorés. Il n'en est pas de même dans la chromidrose vraie.

D'autre part, on notera l'injection du réseau veineux sous-cutané qui est un signe précieux pour le diagnostic. Il ne faut pas oublier que l'examen microscopique et chimique peut fournir des notions utiles. Avec quelque habitude on retrouvera facilement au microscope les corpuscules d'apparence lamelleuse qui constituent la matière colorante. L'examen chimique sera fait suivant les indications si scientifiques de M. Ch. Robin. Pour déjouer toutes les supercheries des malades, il faudra avoir recours aux procédés employés par les observateurs et MM. Cabasse et Magnin semblent s'être servis d'un moyen d'une exécution facile et de garantie suffisante.

M. Le Roy de Méricourt en terminant son travail, aurait été très heureux d'indiquer un traitement efficace de cette affection, malheureusement sous ce rapport ses efforts ont été infructueux.

« Si nous sommes parvenus, dit-il, à établir la réalité de cette affection, à indiquer les moyens de démasquer la simulation, nous serons largement récompensés des nombreux soucis et du travail qu'elle nous a déjà coûté. »

CHAPITRE III

En 1864, dans les Annales de la Société médicale de Gand, M. de Moerlosse publiait un article sur la chromidrose. L'auteur comprend sous ce nom toute coloration qui se fait sur une partie circonscrite de la peau, et formée par l'exsudation d'un pigment spécial, susceptible d'être enlevé par le frottement, et qui se reproduit après un laps de temps plus ou moins long. M. de Moerlosse rapporte dans cet article l'observation d'une domestique âgée de 23 ans, qui, deux ans auparavant, avait eu un grand saisissement, à la suite duquel se déclara une aménorrhée accompagnée de symptômes nerveux. Depuis quelque temps, elle était affectée d'une diarrhée sanguinolente et d'un prolapsus du rectum. Outre ces phénomènes, elle présentait de l'anorexie, des douleurs profondes dans le ventre, de l'anémie, des vomissements muqueux, bilieux ou sanguinolents, des accès hystériques et de la rétention d'urine.

Toute la face présentait une coloration anormale jaune brunâtre, se perdant insensiblement sur le cou, vers les clavicules. Cette matière, plus abondante, lorsque la température était élevée, s'enlevait facilement sur un linge trempé d'huile, elle se reproduisait ensuite.

M. de Moerlosse put confier à M. Van Bambeke une certaine quantité de la matière colorante, et voici le résultat succinct de son analyse :

1° La presque totalité de la masse colorante est formée par une substance amorphe, d'un jaune d'or, mêlée à des lamelles épidermiques, des cellules épithéliales et des poils follets, des gouttelettes de graisse.

2° On distingue dans la masse des granulations d'un noir foncé, présentant parfois un reflet bleuâtre ; ces granulations sont en tout semblables à celles de la matière colorante de la chromidrose et se retrouvent dans tous les échantillons. L'alcool est sans action sur cette substance. Il en est de même de l'éther. Traitée à froid par l'acide sulfurique, qui d'après Ordonez serait le réactif par excellence, pour distinguer la matière de chromidrose, elle ne subit pas de changement appréciable. Le même acide à chaud, donne à la masse une teinte plus foncée, brunâtre.

La résistance de la substance à l'alcool et à l'éther permet de dire qu'il ne s'agit pas ici de la matière graisseuse jaune des cellules épithéliales, qui garnissent l'intérieur des culs-de-sac des glandes sébacées.

En terminant, M. Van Bambeke s'exprime ainsi : Nous croyons, eu égard à la manière dont cette substance se comporte en présence des réactifs, qu'il s'agit ici plutôt d'une prédominance de cette matière, que Gubler a trouvée mêlée à la masse noire de la chromidrose, sous forme de parcelles d'un brun clair ou foncé, et qui lui semble participer de la nature de la première.

Dans le même journal, de la même année, M. Poirier (E.) rapporte l'observation d'une jeune femme enceinte qui portait depuis le 6e mois de sa grossesse une tache noire, ou plutôt d'un gris ardoisé, couvrant tout le ventre, jusqu'à trois pouces au delà de l'ombilic. Cette coloration s'enlevait avec un linge trempé d'huile. La malade était d'un tempérament nerveux. Après l'accouchement, la coloration faiblit et disparut.

Dans le Bulletin de la Société médicale de Gand de 1864, M. Coppée (C.) publie l'observation d'une jeune fille de 27 ans, de tempérament lymphatique et d'une grande susceptibilité nerveuse, la malade présentait la surface des quatre paupières colorée en noir foncé non luisant.

La malade dit que cette couleur noire avait apparu pour la première fois en 1861, qu'elle avait persisté pendant six semaines et qu'en même temps il existait alors une tache noire à l'épigastre ; depuis, cette coloration des paupières a disparu à 5 ou 6 reprises. D'ordinaire elle restait apparente pendant trois, quatre ou cinq jours, une seule fois elle a persisté pendant 11 jours. Au moment où M. Coppée examine la malade, il se trouve en présence d'une coloration qui a apparu au mois de mai 1863. La coloration noire s'enlève avec un linge imprégné d'huile, mais elle revient au bout de trois quarts d'heure. La malade avait eu toute une série d'antécédents personnels, à onze ans une carie des deux gros orteils. Réglée à 14 ans, elle était atteinte en même temps d'une tumeur blanche au genou droit. A vingt ans, survint une aphonie qui dura vingt mois. Pendant 9 mois, à l'âge de 22 ans elle eut de l'amaurose, à ce moment elle avait des vomissements, A 25 ans elle eut une descente de l'utérus ; en 1862 elle rendit un polype par le vagin, depuis elle en a rendu dix autres. Pendant toute sa vie elle a eu des crises d'hystérie et au moment de l'examen de M. Coppée, la malade est mal réglée et présente des crises d'hystérie épileptiforme.

M. Ingels et M. Poirier présentèrent un rapport sur cette malade et ils dirent qu'ils constatèrent en outre sur la jeune fille en question, deux taches noires à l'hypogastre au-dessus des poils pubiens.

Dans un article sur « quelques nouveaux détails relatifs au cas de chromidrose observé à Vosselaere », M. Coppée résume les expériences auxquelles s'est livré M. le Dr de Meulemeester sur la même malade. Il commença par recouvrir les paupières de la malade avec une couche de collodion. Souvent la coloration ne se reproduisait pas, surtout à la paupière inférieure. Alors, il remplaça le collodion par un morceau de toile cirée, croyant que le collodion, fermant complètement les pores de la peau, empêchait la sortie de la matière colorante. Il remarqua alors que la coloration revenait très intense chaque fois qu'il faisait chaud et que la malade transpirait. Ceci a été constaté également par le professeur Van Roosbroeck, les Drs Warlomont, Van Biervliet de Bruges, Van Weesmael, Liebrecht et Rommelaere.

M. Warlomont, publie dans le bulletin de l'Académie royale de

Belgique, la même observation que celle publiée par M. Meulemeester, puis le rapport de l'examen de cette malade par les Drs Van Roosbroeck et Liebrecht. L'auteur raconte qu'au Congrès des ophtalmologues d'*Heidelberg* où *il* a communiqué une partie de cette observation, le Dr Van Graafe a déclaré qu'en présence d'un fait aussi bien observé, *il n'hésiterait* pas à se rallier, s'il n'avait devers lui des cas d'une simulation si évidente et si inexplicable à la fois, que le doute ne saurait sortir encore entièrement de son esprit.

Il a cité l'exemple d'une dame anglaise, du plus haut rang, dont la coloration des paupières a fait, de sa part, l'objet des investigations les *plus sérieuses : mise au bain, les paupières préalablement bien netto*yées, elle les avait, en en sortant, du plus beau noir, bien qu'on eut tenu éloignée d'elle, *toute substance susceptible de concourir à un* stratagème quelconque. La matière examinée se trouva être du charbon pur.

L'auteur *démontre* la *différence si grande qui existe entre le cas de* Graafe et le sien. Il dit que le charbon a pu être facilement caché par la malade n'importe où. En terminant, il pose la question suivante : « Les *cas produits comme faux*, *étaient-ils bien* des cas de simulation et ne s'est-on pas trop pressé d'en conclure ainsi par la seule crainte d'être *trompé ?* »

Sous le titre de « Note pour servir à l'histoire de la chromidrose », M. de Neffe publia en 1865 le *fait suivant. Il y a un an,* l'*auteur avait* été appelé près d'une femme âgée de 70 ans et affligée de diverses infirmités. Le bout de son nez, sur une partie de la grandeur d'une fève, *présentait une coloration noir bleuâtre. Cette teinte existait* déjà depuis quelque temps et allait en augmentant. Elle ne s'enlevait ni par l'eau chaude ou froide, *ni* par l'eau de Cologne ou l'eau savonneuse. Ne songeant pas à la chromidrose et ayant remarqué qu'à ce niveau la peau était hypertrophiée, l'auteur *la* fait frictionner plusieurs fois par jour avec une pommade au biiodure de mercure. Au bout de quelques jours, il se forma une pellicule sous laquelle la peau *était saine*.

Mais la teinte anormale reparut trois jours après et au bout de 3 semaines, *la coloration du nez était aussi foncée qu'avant le traitement*. Alors, songeant à la chromidrose, l'auteur frotta la tache avec un linge *imbibé d'huile d'olive. Après une minute ou deux, la peau avait repris* sa blancheur normale. La matière enlevée était en si petite quantité, que le linge n'en gardait aucune trace, et l'examen n'a pas pu être fait. Il existait également une tache de la même nature à la partie supérieure *droite du nez*, et une autre près de l'angle droit de la mâchoire inférieure. Ces taches disparurent aussi après friction avec un linge huilé. *Au-dessous d'elle. la peau paraissait hypertrophiée*, c'est-à-dire qu'elle était épaissie et formait un léger relief. Les taches se reformaient au *bout de 2 à 3 semaines*. Ce cas s'écarte par les points suivants de la chromidrose ordinaire : 1° La femme est vieille ; 2° La quantité de la matière enlevée est si minime qu'on n'a pu l'examiner ; 3° La peau au *niveau des taches est légèrement altérée. Si cette observation n'est* pas considérée comme un exemple type de chromhidrose, l'auteur « *estime du moins qu'elle présente avec cette affection des analogies* si frappantes qu'elle mérite d'être enregistrée comme un document qui pourra servir quelque jour à tracer l'histoire d'une maladie encore à *l'étude en ce moment* ».

En 1866, dans le bulletin de l'Académie royale de Belgique, M. Germain (J.), publia une observation de chromidrose ou chromocrinie cutanée des mains. M. G..., rentier, à Maestricht, homme robuste, âgé de 68 ans, fut atteint en 1864 de choléra nostras. Au mois de mai 1865, il fit voir à l'auteur une tache d'un bleu foncé, sur le dos de la main droite. Elle était de la grandeur d'une pièce de 2 francs. Le malade disait que depuis 4 ans et toujours en été, après les grandes chaleurs et de fortes transpirations, cette tache s'était montrée sur le dos de la main gauche. Quelquefois il en avait deux ou trois, mais alors elles étaient très petites, se montraient le matin et disparaissaient graduellement le lendemain vers 9-10 heures. En 1864, elles se sont montrées 2 fois *pendant l'été.*

Le 25 juin 1866, il remarqua une nouvelle tache au dos de la main gauche. *Cette tache était assez grande*, régulière et *s'étendait des trois* métacarpiens jusqu'au carpe ; la manchette de la chemise était colorée en bleu clair. Les veines de la main étaient très gonflées. Vers 5 heures la tache avait commencé à pâlir. A l'aide d'un linge imbibé de glycérine, on pouvait détacher la partie exsudée, déposée à la surface ; le reste, qui était dans l'épaisseur de la peau, conserva sa couleur. Le lendemain, la tache avait disparu. Le 24 juillet vers huit heures du matin, on trouvait, vers la partie inférieure et interne de l'avant-bras droit, l'articulation radio-carpienne, une tache bleue, d'une étendue de 4 travers de doigt, s'étendant sur le pouce. Les veines de la tache étaient de couleur plus foncée, et de leurs côtés partaient quantité de stries bleuâtres et pointillées. La manchette de la chemise était encore tachée. Le lendemain 27 juillet, la tache avait disparu. Le 4 août, le malade a eu encore 3 taches bleues sur la main gauche ; elles disparurent le lendemain. Le même phénomène se reproduisit le 23 août.

La matière colorante soumise à l'analyse ne donna aucune réaction par l'action de la potasse, des carbonates alcalins, de l'ammoniaque liquide, de l'acide acétique et de l'acide sulfurique faible. On trouva que la matière colorante contenait du fer.

M. Dauvé publia quelque temps après, dans les Annales d'oculistique de Bruxelles, le résultat de l'examen ophtalmoscopique du malade atteint de chromidrose, qui avait été examiné par un chirurgien de la marine de la flotte du Mexique (nous avons relaté plus haut cette observation). Le globe oculaire est normal, la paupière inférieure est très sensible au toucher, le malade ressent un peu de chaleur dans l'œil, quand il a fixé pendant quelque temps les objets petits et rapprochés. Les symptômes de la fatigue dans l'exercice de la vision coïncident avec l'apparition de la chromidrose. L'examen ophtalmoscopique révéla qu'il y avait de l'hyperhémie de la papille et de la rétine, *rétinite congestive ou plus exactement hyperhémie choroïdo-rétinienne*.

En 1869, dans l'Union médicale, M. Ferrand (A.) rapporta l'histoire d'un jeune homme âgé de 16 ans, qui, à la suite d'une fièvre typhoïde grave, présenta consécutivement des phénomènes que l'on pût attribuer à l'embolie putride. La maladie avait duré trois mois et le malade entrait en convalescence, lorsqu'un jour il crut remarquer qu'une coloration anormale s'était produite à la région pubienne, au voisinage de l'aine droite. L'éponge enleva une substance d'un bleu grisâtre qui colora l'eau dans la cuvette. Le lendemain, ce phénomène se reproduisit ; quelques jours après, le malade remit à l'auteur un flacon contenant 200 grammes d'eau de sa lotion, teintée par la substance en question. L'examen du liquide donna les résultats suivants : Eau de lavage, mêlée d'eau de Cologne, et teintée par la matière colorante d'une nuance glauque, tout à la fois bleue, grise, verte. Il existait un dépôt de la même couleur. Ce dépôt est granuleux. Au microscope, on ne trouve que des corpuscules sans configuration spéciale, lamelleux. M. Mehu (pharmacien de l'hôpital Necker) en fit l'étude chimique et ne trouva que la substance colorante analogue à de l'indigo ou indicane, que l'on trouve dans l'urine accidentellement ou même physiologiquement, que l'on trouve dans le sang et aussi dans la sueur en quantité minime. D'après Robin, certaines matières colorantes peuvent, sans changer de composition, passer par des teintes très diverses. Or, la matière colorante dite indicane est de cette catégorie ; les urines contiennent facilement cette substance et les sueurs sont, on le sait, la sécrétion que l'on peut dire complément de la sécrétion urinaire. Rien d'impossible donc à ce que, sous l'influence d'une modification de cette dernière sécrétion, certaines matières colorantes soient dirigées vers l'émonctoire cutané et se retrouve ainsi dans la sueur. Ceci est confirmé par le fait que, dans un grand nombre d'observations de *chromidrose*, on *trouva noté un trouble quelconque de la sécrétion* urinaire.

D'autres sécrétions peuvent être anormales : la salive, les vomissements. Le *prof. Robin, au chapitre des sueurs colorées dans ses* « leçons des humeurs » dit : « La production d'humeurs autrement *colorées qu'à l'ordinaire par les glandes, dont les sécrétions ne sont pas* absolument incolores, est un fait dont l'observation est familière...... »

En 1873, M. Hofmann (K. B.) publie le résultat de ses expériences sur la matière colorante recueillie sur trois malades atteints de chromidrose. *Le premier de ces trois malades fut soigné par M. Hofmann lui*-même. Agé de 72 ans, cet homme présentait à la face interne de la *cuisse droite, ainsi qu'à la région scrotale avoisinante, une coloration* bleu noirâtre sale. La surface de la peau enlevée soigneusement avec le dos d'un scalpel ne montrait pas de champignon au microscope, mais paraissait d'un bleu très pur. Pour avoir les matériaux d'observation, M. Hofmann mit au malade un bandage de toile fine et blanche entre le scrotum et la surface de la cuisse. Huit jours après, le bandage était *bleu*. M. *Hofmann* après avoir cherché à démontrer l'existence de l'indigo par la méthode de Bizio, put conclure que la matière colorante examinée était un corps dont la composition était voisine de celle de l'indigo. Les deux autres malades soignés par M. Hébra étaient deux femmes de 28 et 20 ans qui présentaient toutes les deux des phénomènes de transsudation de matière colorée rosée. Malheureusement la sécrétion était très peu abondante et on ne put pas faire d'analyse chimique.

Dans la France médicale de 1877, M. Delthil publie l'observation d'une jeune fille de 16 ans 1/2, née à Cherbourg et habitant à Nogent, depuis 10 ans. Elle présentait sur le pourtour des deux orbites une coloration noire-bleue, tachant le linge. L'apparition de cette coloration, au moment de l'observation, est intermittente et ne coïncide pas avec l'époque cataméniale. Cette malade présente un phénomène particulier, c'est la chute des ongles. Le pied droit les a perdus et ceux des mains et de l'autre pied sont douloureux comme s'ils devaient tomber. La malade est réglée tous les mois avec retard ou avance, *en quantité irrégulière.* La sécrétion nasale est exagérée et présente un peu l'odeur de l'ozène. Quelques taches de purpura se sont mani*festées à diverses époques.* Les gencives sont douloureuses, saignantes et fongueuses. La malade présente des phénomènes d'hystéro-épilepsie très marqués dont les crises durent de quelques heures à deux jours. Ces crises sont accompagnées d'hyperesthésie tout à fait singulière ; ainsi les *cheveux semblent rigides comme les poils d'un animal électrisé,* et le simple attouchement de ces follicules pileux en éréthisme provoque *chez elle des convulsions hystéro-épileptiformes accompagnées* de véritables hurlements. L'auteur de cette observation se demande, si la chromidrose est une véritable entité morbide, si ces phénomènes n'ont point d'analogie avec le scorbut, l'ergotisme et différentes autres affections caractérisées par une altération de fonction du système nerveux vaso-moteur.

Nous ne citons que pour mémoire le travail communiqué à la Société de Médecine et de Chirurgie de Bordeaux, le 29 novembre 1878, sur « l'Histoire de deux sueurs jaunes ».

M. Camuset (G.), dans la Gazette des Hôpitaux de 1879, fait une description rapide de la chromidrose et raconte l'histoire d'une jeune fille de 21 ans qui avait été brusquement atteinte de cette affection. D'abord limitée aux paupières inférieures, la teinte noirâtre s'était étendue aux deux joues et de temps en temps de larges plaques apparaissaient au ventre, sur la poitrine et à la partie interne des cuisses.

M. le Dr Fox (T. C.), dans le British medical Journal de Londres rapporte l'observation de deux malades atteintes de chromidrose des paupières, qu'il a pu observer et soigner à Westminster-Hospital.

En 1875, dans le journal de Médecine de Cincinnati, M. Wright, publie un cas de chromidrose. En 1876, a paru à St-Pétersbourg, une note sur « une sueur bleue » ; dans ce cas, les urines du malade présentaient une coloration indigo. Malgré le désir que nous aurions eu de publier en détail cette observation, nous ne pouvons que la relater, car il nous a été impossible de nous la procurer.

En 1880, M. Dayton (W.-A.), en réponse à un article publié dans le Medical Record de New York, sur « la transpiration rouge dans l'aisselle », écrivit une lettre où il fit connaître le résultat de ses observations et de ses recherches personnelles sur cette question. Il avait trouvé quelques cas, paraît-il, dans les deux dernières années, de sueurs colorées de l'aisselle. En cet endroit, les poils étaient invariablement réunis par une sécrétion semblable à du miel, et l'examen microscopique fit reconnaître la présence des spores brillants « Glittering spores »

Dans la « Revue médicale de l'Est », de Nancy, de 1885, M. Spillmann rapporte l'observation d'une jeune femme de 26 ans, atteinte depuis plusieurs mois, de troubles menstruels et de douleurs névralgiques, qui s'aperçut que ses chemises de nuit étaient salies tous les matins par un liquide brunâtre.

La peau présentait une coloration brunâtre au niveau de la base du cou. Il y avait à ce niveau un peu d'hyperesthésie. Le professeur Ritter a analysé des morceaux de papier joseph. qui avaient été appliqués pendant la nuit sur le cou de la malade, et qui avaient été colorés en brun. La matière colorante se rapproche de la lutéine. Au microscope on n'a pas trouvé un seul globule sanguin dans la sueur colorée. Sous l'influence d'un traitement tonique, la chromidrose a presque totalement disparu. De temps à autre, les linges offrent encore une légère teinte café au lait. La simulation est à rejeter ainsi que l'hématidrose. M. Spillmann considère la pathogénie de cette affection comme une névrose vaso-motrice. Il y avait dans les urines de l'albumine et des matières colorantes, dérivées des matières albuminoïdes, comme la lutéine.

M. Babès publia en 1882 dans le « Centralblatt der Med. Wiss. », le résultat de ses recherches sur des sueurs colorées qu'il avait pu observer.

En 1884, dans le *Journal de la Physiologie et de l'Anatomie normales et pathologiques*, il donna un résumé de ses travaux. Il démontra que dans les cas de sueur rouge, la coloration était due à la multiplication d'un microbe chromogène. Sa première observation était celle d'une jeune femme, atteinte de phénomènes nerveux et de troubles dans la menstruation. Au niveau de l'aisselle droite, elle présentait une coloration rouge de la sueur, qui tachait fortement son linge surtout lorsque la malade avait un accès nerveux.

La sœur de la malade, qui partageait son lit, présentait les mêmes symptômes aux deux aisselles.

La troisième observation a trait à un jeune homme bien portant qui avait également des sueurs rouges des aisselles.

Dans les trois cas, M. Babès se trouva en présence des mêmes lésions. A l'examen microscopique, les poils sont entourés d'une gaine rouge adhérente, formée par des masses à structure radiée : à leur périphérie, ces stries sont formées par des bactéries d'un diamètre de 1/1000 de millimètre environ, unies entre elles par une masse gélatineuse rouge. La racine des poils ne contient pas de bactéries. La couleur rouge peut être extraite lentement au moyen de l'alcool. Cet extrait rouge donne par le spectroscope des bandes d'absorption, qui ressemblent à celles du microbe prodigieux (Micrococcus prodigiosus). Ces bactéries peuvent être cultivées sur l'albumine cuite, à une température de 35° à 40°. Après plusieurs jours, ils se sont formés autour du poil, comme de petites gouttelettes rougeâtres confluentes.

M. Babès conclut en disant qu'il lui semble certain que la sueur rouge est causée par un microbe chromogène qui ressemble au microbe prodigieux.

En 1884, dans le *Journal of cutaneous and venereal diseases* de New-York, M. White (J. C.), publie un cas de chromidrose unilatérale. La coloration de la matière exsudée était jaune safran : sa nature n'a pas été déterminée, mais elle n'était pas due à la présence de bactéries.

A la séance de l'Académie de médecine du 25 mars 1884, M. Le Roy de Méricourt, présente à la demande de M. le Dr Bergeron, un jeune collégien de 12 ans, qui avait une transsudation de matière colorante rose à la région sous-maxillaire et antéro-latérale du cou, du côté droit. La surface fut légèrement raclée, portée sous le microscope et à la loupe, dans les endroits où la teinte était surtout accusée, on constata la présence de grains rouges engagés entre les lames de l'épiderme, Au microscope, les lamelles épidermiques étaient chargées de fines granulations roses. Naturellement, il ne pouvait être question de globules du sang. Rien ne rappelait à l'auteur les cas de chromidrose jusqu'alors étudiés. Ayant fait le lendemain un examen plus attentif, M. Le Roy de Méricourt vit à la périphérie un assez grand nombre de parcelles irrégulières, caractéristiques, des chromidroses. mais colorées en bleu.

M. Dechambre (A.) publia en 1884, dans la *Gazette hebdomadaire de médecine* une observation de chromidrose avec de nouvelles remarques et les résultats détaillés de l'examen chimique et microscopique de la matière colorante. Une dame, au quatrième jour de ses couches, présentait au niveau du cou, du dos et sur le devant de la poitrine, des taches, les unes d'un bleu azur, les autres verdâtres ou jaunâtres, de formes irrégulières et de grandeurs inégales. Les seins et la face étaient indemnes. Peu à peu, les côtés de la poitrine, l'abdomen. les reins furent envahis de taches persistantes, dont la coloration était plus marquée lorsque la sueur était plus abondante. Le linge en contact avec les taches de la peau en prenait les mêmes teintes. M. Dechambre, donna des morceaux de linge imprégnés de cette matière, à des chimistes, qui donnèrent les conclusions suivantes :

M. Personne suppose, après avoir fait une analyse très consciencieuse, que les matières colorantes proviennent de la bile.

Pour M. Schutzenberger, ces taches semblent se rattacher à la présence de l'uroxanthine ou indican, à moins que cela ne soit un principe nouveau, à déterminer.

M. Dechambre se range à l'avis de Robin, partagé d'ailleurs par la plupart des savants, que la matière colorante est fournie par les tubes sudoripares. L'auteur croit néanmoins que les glandes sébacées prennent quelquefois part à la production de la chromidrose. Il fait une place spéciale aux sueurs rouges dues à des amas de bactéries chromogènes.

Dans les Annales de dermatologie et de syphiligraphie de 1884, M. Balzer (F.) et Barthélemy (T.), publient sous le titre de « Contribution à l'étude des sueurs colorées », une étude microscopique et bactériologique des sueurs rouges de l'aisselle. Ils rappellent cette opinion de M. Le Roy de Méricourt, que ce n'est qu'à l'aide de l'examen microchimique, que l'on pourra se rendre compte de la pathogénie de ces singuliers phénomènes. Ils citent les recherches d'Eberth, d'Hoffmann, de Pick et de V. Babès. Les auteurs n'ont fait que contrôler les résultats de ces recherches et en vérifier l'exactitude à propos de plusieurs cas de sueurs rouges qu'ils ont eu l'occasion d'observer.

Au point de vue étiologique, les sueurs rouges seraient surtout fréquentes chez les individue faibles, débilités et chez les convalescents.

D'après MM. Balzer et Barthélemy les sueurs rouges ne seraient que l'expression la plus marquée d'une forme de parasitisme qui s'observe chez un grand nombre de sujets d'une manière passagère ou permanente.

En 1885, M. Mibelli (V.) publia en Italie une observation d'un cas de cyanidrose. Nous n'avons pas pu malheureusement nous procurer de documents relatifs à ce nouveau cas de l'affection dont nous nous sommes occupés.

M. le Dr Foot (A. W.) s'est occupé de cette question d'une façon toute spéciale, en Angleterre. En 1866 et en 1869, dans le « *Dublin Quarterly Journal* » il publia une étude très complète et très approfondie de tous les travaux qui avaient été faits sur cette question.

En 1873, dans le même journal,il publie de nouveau une courte note sur la chromidrose; enfin, à la séance de l'Académie royale de médecine d'Irlande du 14 décembre 1888, il fait une communication qui provoque une substantielle discussion. Il rappelle l'histoire de la chromidrose et la rareté de cette affection. Accueillie d'abord avec incrédulité, l'authenticité de la chromidrose fut reconnue le 4 avril 1882, par la Société clinique de Londres. M. le Dr Foot croit que le pigment est dû à l'oxydation de l'indican, éliminé par les glandes cutanées. Les localisations à la face s'expliqueraient facilement, parce qu'en cet endroit les oxydations sont facilitées par l'air et la lumière. Les micro-organismes peuvent avoir facilement une action sur la coloration en bleu ou en brun de l'exsudat. Par exemple, la coloration bleue du lait n'est-elle pas due à l'action du bacillus cyanogenes, et M. Babès n'a-t-il pas démontré que les sueurs rouges de l'aisselle étaient dues au bacterium prodigiosum ? Pour M. Foot l'indican serait dû à l'absorption dans le tube digestif d'une petite quantité d'indol. La proportion d'indican, dans l'urine augmente proportionnellement avec les sueurs de la face. Hoffmann a constaté la présence d'indigo dans les sueurs de la face.

MM. Frazer, Hayes, Boyd prennent part à la discussion et citent des observations personnelles de chromidrose. Chez une malade de M. Hayes, on trouva dans les urines des traces très nettes d'indican.

M. le Dr Purser pense qu'on se trouve en présence d'une affection bactérienne produite par une bactérie chromogène agissant seulement sur la superficie de l'épiderme.

M. le Dr Smith regarde la chromidrose comme un fait pathologique, mais inclinerait plutôt vers la théorie bactérienne.

M. le Dr Foot réplique qu'en effet, pour lui, les sueurs rouges sont dues à un microbe chromogène, mais que la coloration bleue de la face est bien due à l'indican oxydé. Dans une entrevue qu'il eut avec M. le Dr Emerson Reynolds, ils conclurent que le noir foncé était la même chose que l'indigo brun (ou foncé) et souvent que le bleu foncé.

Dans les *Annales de dermatologie et de syphiligraphie* du 25 décembre 1889, M. Barié présente l'observation d'une malade âgée de 26 ans, nerveuse, qui vit au moment de la menstruation une coloration jaune brun foncé de la main gauche. Cette coloration s'était manifestée mensuellement depuis déjà plusieurs mois avec la même régularité, coïncidant toujours avec l'écoulement menstruel et alternant tantôt sur une main, tantôt sur l'autre. Dans l'intervalle des règles, tout reste dans l'ordre. M. Barié qui a examiné cette malade, a pu facilement enlever la coloration de la main avec un linge imbibé d'huile.

A la suite de cet observation, M. Barié passe en revue l'opinion des différents auteurs qui se sont occupés de cette question et termine ainsi : « Parrot qui a rapproché très justement la chromidrose de l'hématidrose ou sueur de sang, déclare que toutes deux sont des névropathies. Le fait est incontestable, mais le terme de névropathie reste forcément un peu vague. Nous pouvons, croyons-nous, préciser davantage, et dire que les deux affections sont des troubles de l'innervation vaso-motrice. Ceux-ci agissent de deux façons différentes : tantôt sur les glandes sudoripares elles-mêmes, dont ils modifient le produit de sécrétion, c'est la chromidrose ; tantôt sur le plexus vasculaire périglandulaire, ou ils favorisent la diapédèse des globules sanguins : c'est l'hématidrose ».

CONCLUSIONS

Nous sommes arrivés au terme du travail que nous nous étions proposé sur la chromidrose, chromocrinie partielle et cutanée de M. Le Roy de Méricourt.

Nous n'apportons pas à cette question des conclusions nouvelles. Il ne nous a pas été donné d'étudier l'affection décrite par M. Le Roy de Méricourt, au point de vue clinique. Nous n'avons pas pu contrôler par des observations personnelles les conclusions que nous proposons d'établir.

Notre rôle est plus modeste. Ce travail n'est qu'un essai historique. Nous avons réuni toutes les observations vraiment scientifiques que nous avons pu trouver. Nous les avons présentées dans l'ordre qui nous a paru le plus convenable. Nous avons pensé, en effet, que l'histoire de la question, l'examen des faits suffiraient à justifier les conclusions qu'on en peut dégager.

L'étude que nous avons dû faire des documents relatifs à ce point particulier de l'histoire médicale, n'a pas été sans intérêt pour nous. Nous avons vu au milieu de discussions longues et passionnées, M. Le Roy de Méricourt garder une attitude à la fois modeste et fière. C'est seulement après six années d'observations et d'efforts qu'il présente ses conclusions et un travail d'ensemble sur la question. Et il les présente avec modestie, il espère que le temps viendra apporter des observations nouvelles et une confirmation à ses travaux. Si cette tude ne devait servir qu'à montrer la constance et le désintéressement scientifiques d'un grand médecin français, ce serait assez pour nous.

Nous allons résumer à grands traits l'histoire de cette question. Tout d'abord on oppose aux observations de M. Le Roy de Méricourt que l'affection est simulée, que les prétendus cas de chromidrose se réduisent à ceci : des hystériques se sont coloré les paupières avec du kohol. A ce moment il n'y a qu'un moyen d'investigation, savoir : l'observation clinique. La Société médicale des hôpitaux et après elle l'Académie de médecine contestent les résultats observés. Une très belle observation de chromidrose avait été, cependant, publiée en 1831 par Billard, d'Angers, dans les *Archives générales de médecine*, et, en 1849, sur les conclusions présentées par M. le Dr Gibert, l'Académie de médecine avait décidé la publication dans ses Mémoires d'une relation d'un cas de chromocrinie qui lui avait été adressée par le Dr Bousquet (de St Chinian).

M. Le Roy de Méricourt ne se laissa point décourager. Il avait confiance dans la cause qu'il défendait. Il espérait que le doute viendrait à ceux qui niaient purement et simplement les observations faites. Il pensait que ce doute pourrait devenir le point de départ d'observations nouvelles, faites sans parti pris, avec la modestie de la science qui n'impose pas par avance des lois à la nature, mais qui attend les résultats de l'expérience.

En attendant, il réunissait toutes les observations que la

méthode clinique, seule en usage à cette époque, pouvait fournir. Il conclut que l'affection connue sous le nom de chromidrose est véritable ; il demande à Ch. Robin de faire l'examen chimique de la matière colorante exsudée, et l'examen micrographique des lésions produites et de l'exsudat. Hardy, de son côté, se livrait aux mêmes recherches que Ch. Robin ; il fut, lui aussi, l'un des défenseurs de la cause de M. Le Roy de Méricourt. Dans le mémoire substantiel qu'il présente en 1863, M. Le Roy de Méricourt entrevoit d'une façon très nette à quelle condition une solution définitive du problème pourra intervenir. Il faut attendre que la chimie biologique et que la médecine expérimentale, qui doivent déjà tant aux travaux de Cl. Bernard et de Pasteur, aient fait leurs preuves. Quand l'étude des micro-organismes viendra confirmer l'observation clinique ; quand elle permettra de fixer d'une façon précise tous les caractères d'un processus pathologique ; quand elle permettra même de dépasser la pure observation des faits, qui demande au savant, avec un remarquable esprit d'analyse une impartialité complète, mais où il se borne à enregistrer les phénomènes observés ; quand le médecin pourra réaliser pour les phénomènes physiologiques des conditions artificielles d'observation, comme celles que le physicien et le chimiste imposent aux phénomènes, pour les soumettre à loisir à la mesure et au calcul ; quand les progrès de la physique et surtout les grandes découvertes de la chimie viendront exciter et produire de grandes découvertes médicales, la méthode véritable de la médecine expérimentale, dont notre maître, M. le Dr Quinquaud, nous a appris toute la valeur, pourra se constituer d'une façon définitive. Elle a devant elle un avenir illimité, et nul ne peut dire les limites qu'elle doit franchir. Sans doute, les progrès de cette méthode seront lents : elle demande de vastes connaissances scientifiques, une application rigoureuse, chaque découverte nouvelle sera payée par de longs efforts. Mais il est, dès aujourd'hui, légitime d'espérer qu'elle permettra de compléter et d'enrichir les procédés thérapeutiques, et plus encore que par le passé, de réaliser cette pensée de Notre Descartes, de qui relève véritablement toute la science moderne, parce qu'il a été le fondateur de la physique mathématique et de la physiologie expérimentale, le prolongement par la médecine de la vie humaine.

Les résultats que M Le Roy de Méricourt avaient entrevus se confirment vingt ans après. Aux observations cliniques s'ajoutent des observations pathogéniques. Successivement apparaissent en France, en Angleterre, en Allemagne des travaux de chimie et bactériologie sur la chromidrose de MM. Babès, Personne, Balzer et Barthélemy, Schutzenberger, Colin (d'Alfort), Foot, Eberth, Hayes, Hoffmann, Pick.

De ces travaux il résulte, ainsi qu'on a pu voir au cours de notre thèse que la chromidrose, qui doit être classée à part, à titre de phénomène pathologique se divise en deux espèces.

1° La chromidrose d'origine bactérienne

2° La chromidrose d'origine chimique.

En résumé, nous pouvons à l'heure actuelle poser les conclusions suivantes :

I. — Au point *de vue historique*, l'étude de la chromidrose peut être divisée en deux périodes. La première s'arrête au mémoire important de M. Le Roy de Méricourt, publié en 1863 ; la seconde comprend les travaux qui ont paru depuis cette époque.

II. — Dans la première période, la pathogénie de cette affection reste dans l'ombre ; ce n'est que dans les dernières années que l'on trouve des renseignements sur ce sujet.

III. — Le système nerveux paraît être un élément pathogène important de la chromidrose.

IV. — Laissant de côté les chromidroses simulées, on peut diviser cette affection en chromidrose rouge et chromidrose bleue ou noire.

V. — La coloration rouge des sueurs paraît due à la présence d'un microbe chromogène (micrococcus prodigiosus)

VI. — La coloration bleue serait due à l'oxydation de l'indican éliminé par les glandes de la peau.

INDEX BIBLIOGRAPHIQUE

Argenti (A.-F.). — Sudore azzurro e verde in grave migliare. *Ann. univ. di med.* Milano, 1851, p. 292.

Auzias-Turenne. — La chromidrose observée à Paris. *Gaz. des Hôp.* Paris, 1863, p. 263.

Billard (C.) d'Angers. — Mémoire sur un cas particulier de Cyanopathie cutanée ou coloration bleue de la peau, causée par une altération de la transpiration. *Archiv. gén. de médecine*, t. XXVI, 1831, p. 453.

— Cyanopathia cutanea; extraordinary case of the morbid transpiration of blue coloring matter through the skin. *Lancet.* Lond. 1832, p. 105.

Borrichius (O.). — Sudor atramenti. *Acta med. et phil.* Hafn (1671-72), 1673, p. 155.

— *Collect. acad. de méd.*, etc. Dijon, 1766, p. 159.

Barrié. — Sur un cas de chromidrose jaune, cataméniale (alternant sur les deux mains). *Ann. de dermat. et de syphil.*, 25 déc. 1889.

Bousquet (de Saint-Chinian). — *Mém. acad. imp. de médecine*, t. XVIII, p. 559, 1854.

Boissier de Sauvages. — *Nosologie méthodique*, etc., traduct. de Gouvion, t. VIII, p. 327. Lyon, 1772.

Borelli. — *Ephemerid., med. German, anno* VII.

Babès. — *J. de l'anat. et de la physiologie normale et pathologiq.*, p. 39, 1884.

Balzer et Barthélemy. — *Ann. de dermat et de syphil.*, t. V, 2e série, p. 317, juin 1884.

Blaise. — Nouveau cas de chromidrose. *Gaz. des Hôp.*, 1858.

Banks. — Coloration partielle et noire de la peau. *Dublin Quarterly Journal*, 1858. *Gaz des hôp.*, p. 23.

Bærensprung. — *Die Hautkrankheiten*. Erlangen, 1859.

Béhier. — Rapport à la Société médicale des hôpitaux. *Arch. gén. de méd.*, 1861, t. II, p. 187. — *Franc. méd.* Paris, 1861, p. 502. — *Union méd.* Paris, 1861, p. 102. — Note par Dechambre, p. 107.

Cabasse. — Observation de chromidrose. *Gaz. méd. de l'Algérie*. Alger, 1863, 1-4.

Cadot. — Observation d'une sueur bleue, et recherches chimiques sur la nature de cette couleur. *J. de la section de méd. Soc. acad. Loire-Inf.* Nantes, 1831, p. 93.

Camuset (G.). — Un nouveau cas de chromidrose. *Gaz. des hôp.* Paris, 1879, 781 et *Mouvement méd.* Paris, 1879, 419.

Coppée. (C.). — Observation d'un cas de chromidrose, *Bull. Soc. méd de Gand*, 1864, 65-67. Rapp. de Ingels, 68-71.

— *Gaz. hebd. de méd.* Paris, 1864, 2e s. p. 269. Quelques nouveaux détails relatifs au cas de chromidrose observé à Vosselaere, *Ann. Soc. de méd. de Gand*, 1864, 229-235.

Conrardi. — *Journal of cutan. medicine*, t. II, p. 248, 1868-69.

— Chromidrose. — Stearrhœa Nigricans, den farvede hudtranspiration (2 cas). *Hosp. Tid. Kjobenh.*, 1859, p. 78.

— Chromidrose. — Examen critique de quelques-uns des faits récemment publiés. *Gaz. des hôp.* Paris, 1859, p. 166.

— Nouveau cas de chromidrose (Coloration bleue de la peau). *Gaz. des hôp.* Paris, p. 23.

— Nouveau cas de coloration noire des paupières (Chromidrose). *Gaz. des hôp.* Paris, 1860, p. 117.

— Coloration (de la) partielle de la peau chez les femmes (Chromidrose). *Gaz. hôp.* Paris, 1858, 433.

— Chromidrose (Encore un mot sur la), à propos d'un fait de simulation. *Gaz. hôp.* Paris, 1859, p. 191.

Dauvé (P.).— Examen ophtalmoscopique des yeux d'un malade atteint de chromidrose. *Rec. de mém. de méd. mil.*, Paris, 1867, p. 266.

— *Ann. d'ocul.* Brux., 1865, p. 236.

Dayton (W.-A.). — Red perspiration in axillæ. *Med. Rec.* N.-Y., 1880, p. 580.

Dechambre (A.). — Expériences relatives à la chromidrose. *Gaz. hebd. de méd.* Paris 1861, p. 459.

— Observation de chromidrose avec de nouvelles remarques et les résultats détaillés de l'examen clinique et microscopique de la matière colorante. *Gaz. hebd. de méd.* Paris, 1884, p. 239-242.

Delthil. — Observation de chromidrose. *Franc. méd.*, 1877, p. 186.

— *Bull. Soc. de méd. pratique*, Paris, 1877, 27-29.

De Moerlosse. — Observation d'un cas de chromidrose. *Ann. de la Soc. de méd. prat. de Gand*, 1864, p. 236-240.

— *Ann. d'oculist. de Bruxelles*, 1864, p. 205-210.

Demons (A.). — Histoire de deux sueurs jaunes et de trois calculs intestinaux. *J. de méd. de Bordeaux*, 1878-79, p. 184.

De Neffe. — Pour servir à l'histoire de la chromidrose. *Bull. Soc. de méd. de Gand*, 1865, p. 125-127.

Dolœus (J.). — De sudore cæruleo dextri hypocondrii. *Misc. Acad. nat. curios.*, 1675-76. Francof., 1688-90.

— *Coll. acad. d. mém. etc.*, Dijon, 1755, p. 263.

Duchenne (de Pavilly), *Gaz des hôpit.*, 12 mars et 23 avril 1859.

Duval (A.). — *Gaz. hebd.*, 14 juin 1861.

Dubuc (Michel). — *Essai sur la chromocrinie partielle de la peau.* Thèse de Paris, 26 août 1861.

Daly (J.-J.). — Chromhydrosis. *Med. et Surg. reporter*, Philad. 1890, p. 135-137.

Ellioston (J.). — Local sweat drying into purplish black powder. *Med. Times and Gaz.* London, 1857, p. 291.

Foot (A. W.). — On chromidrosis. *Dublin Q. J. M. Sc.*, 1866, p. 64, 83.

— Two cases of chromidrosis, with remarks. *Ibid.*, 1869, p. 68, 103.

— Notes on cases of blue chromidrosis. *Ibid.*, 1873, p. 511, 517.

— Conf. in : *Med. Pres. and Circ.* Lond., 1873, p. 519.

— *Irish. Hosp. Gaz.* Dubl., 1873, p. 357-367.

— On a case of chromidrosis. *Tr. Roy. Acad. M. Ireland.* Dublin, 1889, p. 29.

— Chromidrosis. *Brit. M. J.* London, 1889, p. 19.

Ferrand (A.). — Encore une chromidrose. *Union Méd.* Paris, 1869, p. 387-391.

Fauvel. — Nouvelle observation de coloration noire des paupières ou chromidrose. *Union Méd. de Paris*, 1860, 2e s., p. 404-406.

Féréol. — *B. acad. d. méd.*, t. XIV, p. 1071, 1885.

Fonssagrives. — Lettre au Dr Hardy. *Gaz. hebd. méd. et chirurg.*, p. 327, 1860.

Fox (T. C.). — Chromidrosis. *Brit. M. J.* London, 1881, p. 921.

Germain (J.). — Observation de chromidrose ou chromocrinie cutanée des mains. *Bull. acad. royale de Belgique.* Brux., 1866, 2e s., p. 327-333. Rap. de Van Roosbroeck, p. 222.

Gallot. — *Journ. de méd. et de chirurg.*, etc., déc. 1775, p. 2, 44 et 524.

Gintrac (E.). — *Cours de pathologie interne.* Paris, 1859, t. V, art. Melastearrhée.

Gubler (Ad.). — *Soc. méd. des hôp.*, 28 août 1861 et *Union méd.*, 1er oct. 1861.

Hardy (A.). — Une observation de coloration noire des paupières (chromhidrose) recueillie à Brest. *Union méd.* Paris, 1860, 2e s. p. 437-439.

— *N. dict. de méd. et de chir. prat.*, art. Chromidrose. Paris, 1867 p. 580-587.

Hofmann (K. B.). — Ueber chromidrose. *Wien. med. Wochenschr.* 1873, p. 292-295.

Harvey. — Nouveau cas de chromidrose. *Dublin Quarterly Journal*, fév. 1859 et *Arch. gén. de méd.*, avril, p. 426.

Hutchinson. — *Brit. J. Dermat.* London, 1888-89, p. 10-15.

James (Const.). — *Gaz. méd.*, 1863.

Kirschberg. — *Gaz. des hôp.*, 1859.

Lanzonius (J.) — De sudore colorato. *Acad. nat. curios. ephem.* Norib., 1717. T. VI, p. 125.

Larrey et **Le Roy de Méricourt**. — Observation de chromidrose *Bull. Acad. de méd. de Paris*, 1860-61, 1079, 1082.

Le Roy de Méricourt. — Sur la coloration partielle en bleu ou en noir de la peau chez les femmes. *Bull. Acad. méd. de Paris*, 1857-58, p. 141.

— De la chromidrose, ou mieux chromocrinie (sécrétion de matière colorante par la peau chez les femmes). *Gaz. hebd. de méd.* Paris, 1859, p. 615.

— Sur la chromidrose (Coloration noire de la peau). Rap. de Gibert. *Bul. Acad. méd. Paris*, 1860-61, p. 773.

— Nouveaux cas de chromocrinie. *Gaz. hebd. de méd. de Paris*, 1861, p. 386.

— Mémoire sur la chromidrose ou chromocrinie cutanée. *Ann. d'ocul.* Brux, 1863, p. 110.

— Sur la chromidrose (Rap. de Thirion). *Bul. Acad. de Belgiq.* Brux., 1864, p. 977.

Lyons (R. D.). — On cutaneous pigment excretion. *Dublin Hosp. Gaz.*, 1858, p. 147.

— Chromidrose. *Bul. Acad. de Méd. de Paris.* 1884, p. 425-428.

Lecat. — *Traité de la couleur de la peau humaine en général*, 1765, obs. III, p. 136.

Law. — *Dublin Quarterly Journal*, mai 1855, t. XIX, p. 297.

Macker fils. — Observation de coloration partielle de la peau (chromidrose) chez une jeune fille. *Gaz. méd de Strasb.*, 1858, p. 200.

Menzelius (C.). — De sudore luteo ab assumto rhabarbaro. *Misc. Acad. nat. curios.* 1675, 6. Francof., 1688, p. 110. *Collec. acad. de mém., etc.* Dijon, 1735, p. 271.

Messedaglia et **Lombroso**. — Caso di cromidrosi. *Riv. clin. di Bologna*, 1869, p. 205, 208.

Mibelli (V.). — Un caso di cianidrosi. *Boll. d. soc. tra. i. cult. d. sc. med. in Siena*, 1885, p. 280.

Ordenez. — Note sur la matière noire de la chromidrose ou sueur bleue. *Ann. d'ocul.* Brux., 1863, p. 291, 298.

Papillaud (L.). — Observation de transsudation de matière colorante à travers la peau. *Gaz. méd. de Paris*, 1858, p. 265.

Poirier (E.). — Note sur un cas de chromidrose ventrale. *Ann. soc. de méd. de Gand.*, 1864, p. 226-228.

Purdon (C. D.). History of a case of a remarkable colored secretion from the skin. *Dublin Q. J. M. Sc.*, 1846, p. 545.

— On chromidrosis case of blue and yellow sweat. *Journ of cutaneous medicine.* London, t. II, p. 249, 1868.

Parrot. — *Dict. encycl. des sciences médicales*, t. XVII, p. 158, 1875.

Quinan et Neligan. — On the peculiar black discoloration of the skin of the face. *Dublin Quarterly Journ.*, mai 1855, p. 295.

Robin (C.). — Note sur la matière colorante de la chromidrose ou sueur bleue. *Bull. Acad. méd.* Paris, p. 1860-61, 812, 817.

— *Ann. ocul.* Brux, p. 1863, 303-306.

— L'étude microscopique et chimique de la substance colorante de la chromidrose. *Ibid*, p. 267, 291.

Reyer. — *Traité théorique et prat. des mal. de la peau*, t. II, p. 246, 1827.

Roger (H.). — *Bull. de la Soc. méd. des hôp.* et *Union méd*, 6 et 10 mars 1861.

Raymond, — *De la coloration de la peau au point de vue séméiologique*. Thèse de Paris, 1859.

Read. — *Dublin medical Press*, t. XIV, p. 204.

Schneider. — Schweiss von auderen Farben (blauer, grüner schwarzer, safrangelber, gelber milchigter. *Wchnschr. f. d. Ges. Heilk*, Berlin, 1848 p. 205, 207.

Speranza (C.). — Sul sudore verde osservato da Prichand. *Ann. univ. di. med*, Milano, 1833 p. 5, 25.

Spillmann. — Observation de chromidrose, *Rev. méd. de l'Est*, Nancy, 1881, 116.

Teevan (M.). — Singular case, in which there was a black secretion from the skin of the forehead and upper part of the face. *Med. Chir. Tr.* Lond., 1845, p. 611, 1 pl.

Tison. — *Bull. Acad. méd.*, t. XIII, p. 1677 1884.

Van Bambeke. — Analyse de la substance pigmentaire recueillie dans le cas de chromidrose observé par de Moerloose. *Ann. Soc. de méd. de Gand*, 1864, p. 241.

Verardini (F.). — Storia d'un sudore nero. *Bull. d. sc. med. di. Bologna*, 1857, p. 53.

Warlomont. — Quelques mots sur un nouveau cas de chromidrose palpébrale. *Bull. acad. roy. de Belg.* Brux., 1864, p. 624.
— *Ann. d'ocul.* Brux., 1864, p. 97.

Wright. — Case of chromidrosis. *Clinic Cinc.*, 1875, p. 138.

White (J.-C.). — A case of unilateral chromidrosis. *J. Cutan. and Ven. Dis.* N.-Y., 1884, p. 293.

Wilson (Erasmus). — *Diseases of the skin*. Londres, 1857.
— *The Student's book of Cutaneous medicine and diseases of the skin*. London 1865, p. 463.

Yonge (James). — *Philosophical Transactions*, 1709, t. XXVI, p. 4 et 521.

TABLE DES MATIÈRES

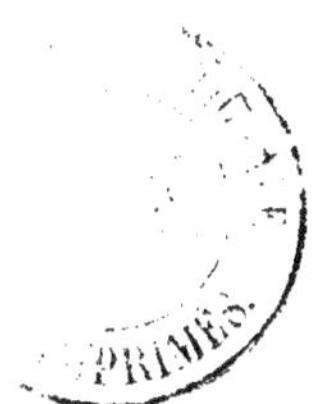

IMPRIMERIE LEMALE ET Cie. HAVRE

A LA MÊME LIBRAIRIE

IMPRIMERIE LEMALE ET Cie, HAVRE

www.ingramcontent.com/pod-product-compliance
Lightning Source LLC
LaVergne TN
LVHW020048170826
845678LV00001B/484

* 9 7 8 2 3 2 9 6 8 0 8 9 7 *